Anuja Shantaram Ghule
Kedar Saraf

Diferentes métodos de diagnóstico da secura oral

Anuja Shantaram Ghule
Kedar Saraf

Diferentes métodos de diagnóstico da secura oral

ScienciaScripts

Imprint
Any brand names and product names mentioned in this book are subject to trademark, brand or patent protection and are trademarks or registered trademarks of their respective holders. The use of brand names, product names, common names, trade names, product descriptions etc. even without a particular marking in this work is in no way to be construed to mean that such names may be regarded as unrestricted in respect of trademark and brand protection legislation and could thus be used by anyone.

Cover image: www.ingimage.com

This book is a translation from the original published under ISBN 978-620-8-41572-3.

Publisher:
Sciencia Scripts
is a trademark of
Dodo Books Indian Ocean Ltd. and OmniScriptum S.R.L publishing group

120 High Road, East Finchley, London, N2 9ED, United Kingdom
Str. Armeneasca 28/1, office 1, Chisinau MD-2012, Republic of Moldova, Europe
Managing Directors: Ieva Konstantinova, Victoria Ursu
info@omniscriptum.com

Printed at: see last page
ISBN: 978-620-8-51130-2

DISSERTAÇÃO DE BIBLIOTECA

DIFERENTES MÉTODOS DE DIAGNÓSTICO DA SECURA ORAL

ÍNDICE

INTRODUÇÃO

A secura oral é uma condição complexa, expressa como uma deficiência fisiológica com ou sem disfunção percepcionada. Clinicamente, a secura oral pode variar desde uma ligeira redução do fluxo salivar com incómodo transitório até um grave comprometimento da saúde oral e disposição psicológica concomitante. A saliva é vital para a saúde oral. A saliva tem múltiplas funções, incluindo o paladar, a lubrificação e a proteção durante a alimentação. A saliva contém água, mucinas e glicoproteínas ricas em prolina que ajudam na deglutição e na perceção do sabor. A saliva protege lavando os microrganismos, contendo componentes antimicrobianos como a mucina, as histatinas, a lisozima e a lactoferrina, e contendo anticorpos específicos para os microrganismos encontrados. A secreção das glândulas salivares provém de glândulas maiores (parótida, submandibular e sublingual) e menores (muitas glândulas mucosas dispersas). A boca, particularmente os lábios e o palato mole, é controlada principalmente pelo sistema nervoso autónomo, mas as hormonas também podem alterar a sua composição. A estimulação parassimpática leva a um aumento da salivação, enquanto a estimulação simpática provoca uma saliva viscosa, que parece diminuir a salivação.[1]

A secreção das glândulas salivares ocorre tanto nas glândulas maiores (parótida, submandibular e sublingual) como nas pequenas (glândulas mucosas dispersas). A boca, em particular os lábios e o palato mole, é controlada principalmente pelo sistema nervoso autónomo, sendo que as hormonas também desempenham um papel importante. A estimulação parassimpática promove a salivação, enquanto a estimulação simpática provoca saliva viscosa, que parece diminuir a salivação. Durante a ansiedade intensa, a ativação simpática pode causar boca seca. A inibição do sistema parassimpático, como por exemplo através de medicamentos, pode boca seca. Qualquer coisa que prejudique as glândulas ou diminua os fluidos corporais pode levar à diminuição da salivação.[2]

A xerostomia é uma experiência subjectiva de boca seca. A prevalência é maior nos adultos idosos devido à polifarmácia e ao aparecimento de doenças médicas como a síndrome de Sjögren e a radiação na cabeça e pescoço. A xerostomia e a hipofunção das glândulas salivares não são a mesma coisa. A hipofunção das glândulas salivares é caracterizada por uma diminuição notável da produção de saliva. A medição dos caudais salivares não estimulados e estimulados é a abordagem mais frequentemente utilizada para diagnosticar a hipofunção das glândulas salivares.[3]

Numerosos estudos encontraram pouca ou nenhuma associação entre as taxas de fluxo salivar e os descritores subjectivos. A avaliação da xerostomia, uma experiência subjectiva de secura oral, é problemática devido à sua complexidade e natureza multifacetada. A qualidade da saliva, incluindo o pH e a viscosidade, está a ser cada vez mais estudada para melhor compreender as complexidades da condição.[4]

A secreção de saliva pode diminuir devido ao envelhecimento, medicamentos, radioterapia da cabeça e pescoço e alterações no metabolismo da água. A diminuição do fluxo salivar pode causar uma variedade de sintomas, incluindo disfunção mastigatória, dificuldades de deglutição, cáries dentárias, doença periodontal, halitose, próteses mal ajustadas, distúrbios do paladar e da fala e sensação de desconforto e ardor na mucosa oral. As tecnologias baseadas na saliva podem diagnosticar, monitorizar e medir o risco e a gravidade da doença. Os biomarcadores da saliva podem prever o cancro oral, dos ovários e da mama, a infeção pelo VIH, a síndrome de Sjögren, a cárie dentária, a doença periodontal e o consumo de álcool e drogas. A saliva pode avaliar os níveis de nicotina e cotinina, que são utilizados pelo sector dos seguros de vida para verificar o estatuto de fumador dos candidatos.[1]

Os níveis hormonais observados na saliva podem ser utilizados para determinar a presença de alterações fisiológicas (por exemplo, gravidez) e perturbações emocionais. Os métodos de recolha de saliva carecem de normalização, o que torna difícil para os médicos e investigadores registar e compreender as alterações quantitativas e qualitativas associadas a doenças locais ou sistémicas.[2]

A recolha de dados de diferentes fontes (glândulas mistas versus glândulas individuais) e procedimentos (não estimulados versus estimulados) tem um impacto substancial nas alterações qualitativas ou quantitativas desejadas.[3]

O objetivo centrado na perceção de secura oral associada à alimentação foi altamente indicativo do desempenho salivar, ao passo que as queixas mais frequentemente ouvidas, como a perceção de secura oral à noite e durante o dia, não tiveram uma correlação significativa com a redução da taxa de fluxo salivar. Para além disso, a avaliação do indivíduo da quantidade de saliva como "demasiado pouca" foi altamente preditiva da diminuição da produção salivar.[1]

Esta dissertação bibliográfica tem como objetivo avaliar a qualidade da evidência da eficácia dos métodos de diagnóstico utilizados para identificar a secura oral.

DEFINIÇÃO

BOCA SECA (XEROSTOMIA)

A boca seca (xerostomia) é uma queixa que constitui o problema salivar mais comum e é a sensação subjectiva de secura que pode ser devida a:

• Redução do fluxo salivar (hipossalivação) e/ou

• Alteração da composição salivar.

Os doentes que têm uma diminuição crónica do fluxo salivar (hipossalivação) sofrem de uma falta de lubrificação oral, que afecta muitas funções, e podem queixar-se de secura (xerostomia) e desenvolver cáries dentárias e outras infecções (candidíase ou sialadenite bacteriana aguda) como consequência das defesas reduzidas.[27]

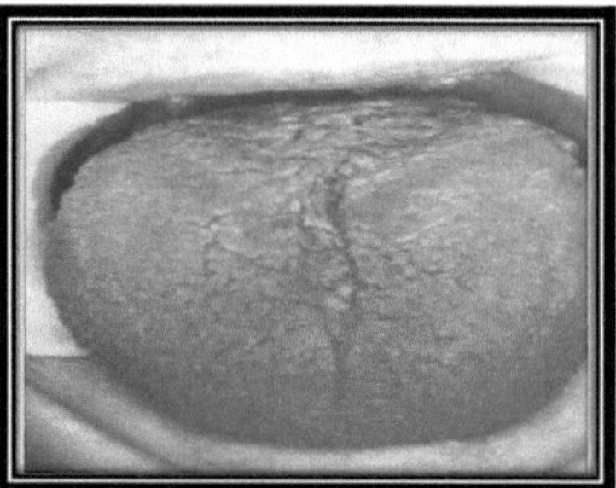

Fig 1 Boca seca [27]

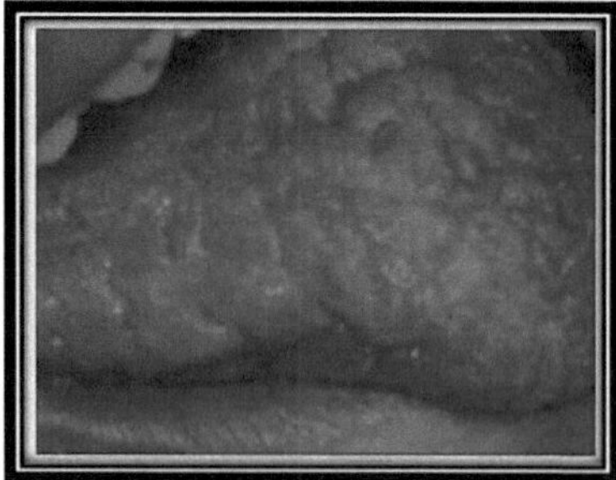

Fig 2 Boca seca e língua lobulada [27]

EPIDEMIOLOGIA

Apesar de décadas de investigação sobre o impacto da disfunção das glândulas salivares na saúde oral, a epidemiologia global permanece pouco clara. O quadro desta doença permanece fracturado e incompleto. De acordo com Mandel e Wotman (1976), a disfunção das glândulas salivares pode ser causada por problemas glandulares ou sistémicos. As anomalias glandulares podem ser induzidas por obstrução ductal ou infeção, que são tipicamente reversíveis, ou por aplasia, excisão, alteração degenerativa e radiação terapêutica, que são geralmente irreversíveis. As perturbações sistémicas podem ser causadas por drogas, dependência de substâncias e distúrbios psicogénicos reversíveis, bem como por endocrinopatias auto-imunes, distúrbios neurológicos e outras doenças orgânicas que não são geralmente reversíveis. A hipossalivação é o sinal mais comum de insuficiência das glândulas salivares. A hipofunção das glândulas salivares pode causar uma série de sintomas, incluindo boca seca. Um achado clínico comum é a rápida progressão das cáries dentárias devido à insuficiência de saliva. A epidemiologia da hipofunção das glândulas salivares limitado a inquéritos descritivos e a histórias de casos, com dados limitados sobre a prevalência e a incidência. Os estudos sobre os efeitos da hipofunção das glândulas salivares na saúde oral têm-se centrado principalmente em doenças/perturbações com cessação completa ou quase completa do fluxo de saliva. A boca seca crónica afecta muitos adultos mais velhos e pode ter impacto na sua saúde dentária e qualidade de vida. Tem um impacto significativo nas actividades diárias como falar, comer e utilizar aparelhos dentários. Nas últimas duas décadas, a investigação epidemiológica centrou-se na caraterização da doença e na identificação de potenciais factores de risco. Embora a investigação tenha sido efectuada, subsistem muitas questões sobre a epidemiologia da boca seca. Para compreender plenamente uma doença como a boca seca, é necessária uma investigação clínica exaustiva, bem como uma compreensão exacta da sua prevalência, relações e história natural na população e subgrupo.[19]

HISTÓRIA DE BOCA SECA

O termo "história natural" engloba a evolução de uma doença desde o seu início patológico, passando por uma fase pré-clínica, até à manifestação clínica, e depois pela persistência, remissão, recaída ou resolução. A história natural da boca seca é de interesse por duas razões principais. Em primeiro lugar, o seu conhecimento é essencial para uma compreensão completa da doença. Em segundo lugar, o seu tratamento (e prevenção) eficaz, efetivo e eficiente exige que se saiba se é necessária alguma intervenção. Por exemplo, se uma elevada proporção de casos se resolve com o tempo, então nenhum tratamento (ou, na melhor das hipóteses, alívio sintomático e tranquilização) pode ser necessário para a maioria das pessoas, e novas investigações epidemiológicas devem centrar-se em formas eficientes de identificar casos graves persistentes; pelo contrário, se a maioria dos casos persistir e aumentar a sua gravidade, então será indicada uma intervenção terapêutica e preventiva precoce.

A escassez de relatórios de estudos epidemiológicos longitudinais significa que pouco se sabe sobre a história natural da boca seca. Até à data, apenas um estudo epidemiológico relatou alterações na xerostomia ao longo do tempo nos mesmos indivíduos, relatando alterações na xerostomia ao longo de 3 anos numa população de pessoas com mais de 50 anos em Toronto. A prevalência inicial de xerostomia foi de 15,5%, tendo aumentado para 29,5% no seguimento. A maioria das pessoas que relataram xerostomia aos 5 anos eram casos incidentes (ou seja, não tinham relatado o sintoma na linha de base), e os restantes eram casos crónicos (definidos como aqueles que tinham relatado o sintoma na linha de base). O que permanece desconhecido é se esta incidência surpreendentemente elevada se manteve nessa população, ou se seria observada noutras populações.[44]

CAUSAS

Existem causas fisiológicas para a hipossalivação. Assim, a boca seca é comum durante períodos de ansiedade, devido à atividade simpática, os respiradores bucais também podem ter a boca seca, e o avanço da idade está associado à boca seca, provavelmente devido a uma redução dos ácinos salivares, com uma queda na reserva secretora salivar. Muito raramente, as crianças nascem sem glândulas salivares - a chamada aplasia ou agenesia das glândulas salivares. A maioria das disfunções das glândulas salivares, no entanto, é adquirida. [29]

Os medicamentos, em pessoas idosas que se queixam de xerostomia, são a causa. De facto, as principais causas de boca seca são iatrogénicas. Normalmente, existe uma relação temporal bastante estreita entre o início do tratamento medicamentoso ou o aumento da dose e a ocorrência de boca seca. No entanto, o motivo pelo qual o medicamento está a ser tomado também pode ser importante. Por exemplo, os doentes com ansiedade ou condições depressivas podem queixar-se de boca seca mesmo na ausência de terapêutica medicamentosa (ou evidência de redução do fluxo salivar). Os fármacos reconhecidos como causas de redução da salivação incluem principalmente aqueles com atividade anticolinérgica, simpaticomimética ou diurética. [29]

A irradiação para tumores malignos na região da cabeça e do pescoço, como o cancro oral, pode produzir xerostomia profunda. Outras fontes de irradiação, como o iodo radioativo utilizado no tratamento de doenças da tiroide, podem também danificar as glândulas salivares, que absorvem o iodo radioativo. [29]

A desidratação, como na diabetes mellitus, insuficiência renal crónica, hiperparatiroidismo, qualquer febre ou diabetes insípida pode causar xerostomia.[29]

Causas da boca seca [29]

Iatrogénica Drogas Irradiação **Doença** Desidratação Psicogénica

Doença das glândulas salivares Síndrome de Sjögren Sarcoidose Aplasia salivar

Medicamentos associados à boca seca [29]

Medicamentos que danificam diretamente as glândulas salivares Medicamentos citotóxicos

Medicamentos com atividade anticolinérgica

Agentes anticolinérgicos, como atropina, atropina e hioscina Agentes anti-refluxo, por exemplo, inibidores da bomba de protões (como o omeprazol) Agentes psicoactivos com actividades anticolinérgicas, como Antidepressivos, incluindo tricíclicos (por exemplo, amitriptilina, nortriptilina, clomipramina e dotiepina [dosulepina]), inibidores selectivos da recaptação da serotonina (por exemplo, fluoxetina), lítio e outros.

Fenotiazinas Benzodiazepinas Opióides Anti-histamínicos Bupropiona Medicamentos que actuam no sistema simpático

Medicamentos com atividade simpaticomimética, por exemplo, efedrina

Os anti-hipertensores; os antagonistas alfa 1 (por exemplo, terazosina e prazosina) e os agonistas alfa 2 (por exemplo, clonidina) podem reduzir o fluxo salivar. Os beta-bloqueadores (por exemplo, atenolol e propranolol) também alteram os níveis de proteínas salivares.

Medicamentos que esgotam os fluidos Diuréticos

CARACTERÍSTICAS CLÍNICAS

- A hipossalivação pode levar a dificuldades de deglutição, particularmente com alimentos secos como bolachas (sinal da bolacha).
- A língua cola-se ao palato, o que provoca um "estalido" na fala.
- Os doentes podem referir mau gosto, perda de sabor ou halitose.
- A hipossalivação pode causar secura da boca, dos olhos e das mucosas (nasal, laríngea e genital).
- As queixas oculares podem incluir desfocagem, intolerância à luz, ardor, comichão ou ranger de dentes, bem como dificuldade em chorar.
- As caraterísticas sistémicas (como dores nas articulações) podem ser sugestivas da síndrome de Sjögren.
- O exame pode revelar que os lábios aderem uns aos outros e que um espelho dentário de exame pode aderir à mucosa devido à lubrificação reduzida.
- Pode observar-se batom ou restos de comida colados aos dentes ou tecidos moles, e a habitual acumulação de saliva no fundo da boca pode estar ausente.
- A saliva espumosa pode formar-se nos tecidos moles orais, na língua ou no vestíbulo.
- A saliva pode não ser expressa através dos canais parotídeos.
- A língua é seca e pode tornar-se lobulada, vermelha e parcial ou totalmente despapilada.
- A hipossalivação pode levar a cáries dentárias, particularmente em superfícies lisas e em locais como os incisivos inferiores e as raízes.
- A hipossalivação poderia explicar o facto de as pessoas terem cáries recorrentes apesar de seguirem as orientações dietéticas. [28]

DIFERENTES MÉTODOS UTILIZADOS PARA O DIAGNÓSTICO

1. Recolha de saliva total não estimulada

As amostras salivares inteiras não estimuladas foram recolhidas entre as 08:00 e as 11:00 da manhã para minimizar os efeitos da variação diurna na composição salivar. As amostras foram recolhidas antes ou pelo menos 2 horas após as refeições. Todos os participantes se abstiveram de fumar, comer ou beber durante 2 horas antes da recolha. A saliva total não estimulada foi recolhida durante 10 minutos através do método de cuspir.[4]

Medição da saliva residual nas superfícies da mucosa oral

Após um repouso de 5 minutos, foi determinada a humidade residual de seis locais selecionados da mucosa oral; foi pedido ao participante que engolisse imediatamente antes de cada medição. A superfície da mucosa no local de medição foi imediatamente limpa com uma tira de SialopaperTM (Oraflow Inc., Plainview, NY) durante 5 segundos. O volume de saliva absorvido na tira foi medido eletronicamente com um micro-higrómetro Periotron 8000® (Oraflow Inc.). A espessura da saliva foi subsequentemente calculada dividindo o volume pela área da tira. Os locais da mucosa selecionados foram os mesmos que os medidos num estudo anterior (Won et al., 2001): (1) mucosa labial superior; (2) mucosa labial inferior; (3) mucosa bucal;(4) mucosa palatina dura anterior; (5) mucosa palatina mole e (6) língua anterior.[4]

Medição das secreções das glândulas salivares menores

Após a medição da humidade da mucosa, foram avaliadas as taxas de secreção das glândulas salivares menores na mucosa labial inferior e na mucosa palatina mole. Depois de secar cada local escolhido com gaze, foi imediatamente colocada uma tira de Sialopaper TM e mantida com uma ligeira pressão do dedo durante 30 segundos para recolher a saliva segregada da mucosa subjacente. A saliva na tira foi quantificada com o Periotron 8000® e as taxas de fluxo foram calculadas em unidades de l/(mincm2) de área da mucosa.[4]

Determinação da concentração total de proteínas

As concentrações de proteínas totais das amostras salivares foram determinadas por ensaios de proteínas de ácido bicinconínico (Smith et al., 1985) efectuados com o kit da Pierce Chemical Co. (Rock ford, IL). Para determinar a concentração proteica da saliva inteira não estimulada, foi utilizado o sobrenadante após centrifugação a 4.000 g durante 5 minutos. Para a saliva residual e as secreções das glândulas salivares menores, foi utilizada a secreção eluída a partir de tiras SialopaperTM utilizando uma solução de dodecil sulfato de sódio a 0,8%[4].

2. Teste dos rebuçados.

Um rebuçado de 3 g só de sacarose (Front Brothers, Tel Aviv, Israel) foi colocado entre a língua e o palato durante 3 minutos. Todos os rebuçados não tinham sabor (à exceção da sacarose), tinham o mesmo tamanho e peso inicial e provinham do mesmo lote de preparação. Os examinandos foram instruídos a não mover a língua durante este tempo, mas a deglutição de saliva foi permitida. Para proporcionar as condições mais uniformes para ambos os testes, foi pedido aos doentes que enxaguassem a boca com água da torneira durante 1 minuto antes de cada recolha de saliva. O rebuçado foi pesado com um aparelho Mettler AC 100 (Mettler Instrument Gritness, Zurique, Suíça) na linha de base e duas vezes depois de ser mantido na boca: após 3 minutos de secagem manual com fluxo de ar da unidade dentária e depois de mais 2 horas de secagem numa estufa a 47°C.[5]

3. Avaliação dos caudais salivares

As taxas de fluxo salivar são avaliadas de forma diferente para diferentes objectivos. Os médicos utilizam normalmente a resposta do doente a um questionário de saúde e o resultado da avaliação clínica como base para a identificação e avaliação da boca seca. Por exemplo, as respostas "sim" às quatro perguntas seguintes foram significativamente associadas à hipofunção das glândulas salivares.

Pergunta - A quantidade de saliva na sua boca parece ser demasiado pequena? A sua boca fica seca quando come uma refeição?
Tem dificuldade em engolir algum alimento?

Bebe líquidos para ajudar a engolir alimentos secos? [8]

4. Recolha de saliva de glândulas individuais

A recolha de saliva de glândulas individuais não deve ser contaminada com resíduos alimentares e microrganismos, pelo que é prudente recolher saliva de glândulas principais individuais. No entanto, as técnicas são fastidiosas e requerem dispositivos de recolha feitos à medida. [29]

Glândula parótida.

A secreção da glândula parótida é expelida para a cavidade oral através do ducto de Stensen, na proximidade da papila parótida, em frente ao segundo molar superior. Um copo de Lashley modificado ou um coletor de Carlson-Crittenden é frequentemente utilizado para recolher a saliva das glândulas parótidas. [29]

Glândulas submandibulares e sublinguais.

As secreções das glândulas submandibulares e sublinguais são expelidas para a cavidade oral através do ducto de Wharton, que se abre no pavimento da boca.

São utilizados muitos colectores feitos à medida, como o coletor de Wolff. [29]

Glândulas salivares menores. As secreções das glândulas salivares menores não têm grande aplicação clínica, devido ao facto de a sua recolha ser muito trabalhosa. São utilizados métodos específicos para medir as secreções das glândulas salivares menores[29].

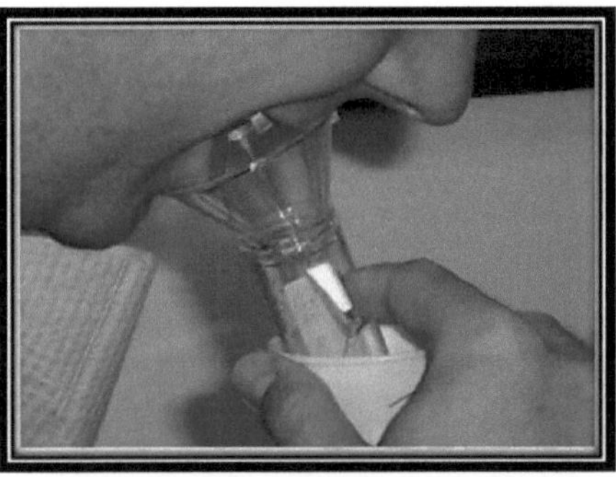

Fig3 Para recolher saliva total não estimulada, o paciente baba-se passivamente para a recolha [29]

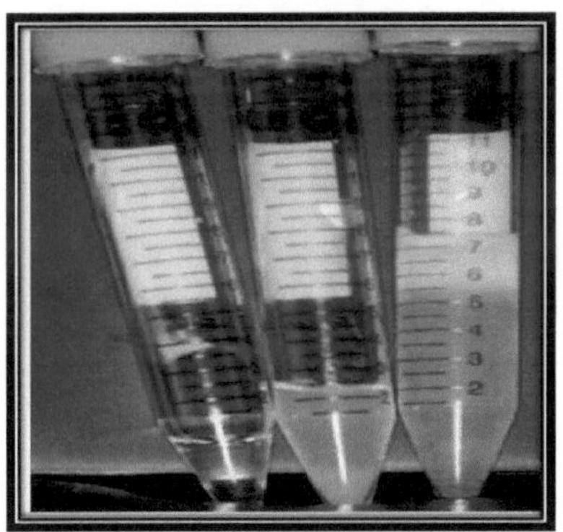

Fig4 comparação da quantidade de saliva recolhida (da esquerda para a direita): saliva inteira não estimulada, saliva inteira estimulada pela gengiva (mastigatória) (note-se os sedimentos pesados de contaminantes salivares, tais como restos de comida, microrganismos e fluido crevicular gengival) e saliva inteira estimulada por canty [29]

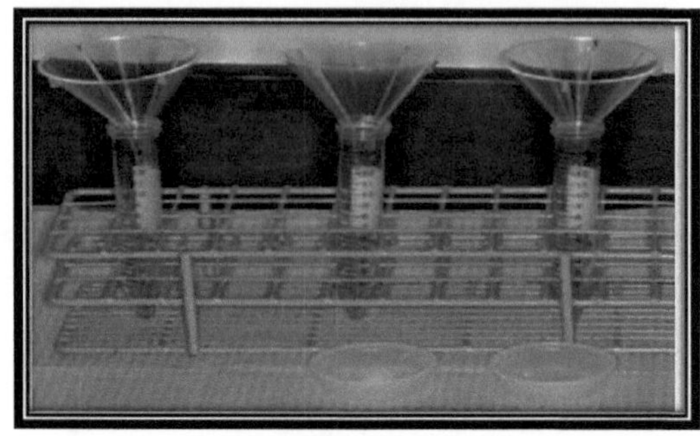

Fig5 Foram utilizados três tubos com medidas, funis, goma base inerte e rebuçados sem açúcar para a recolha de saliva total não estimulada e estimulada [29]

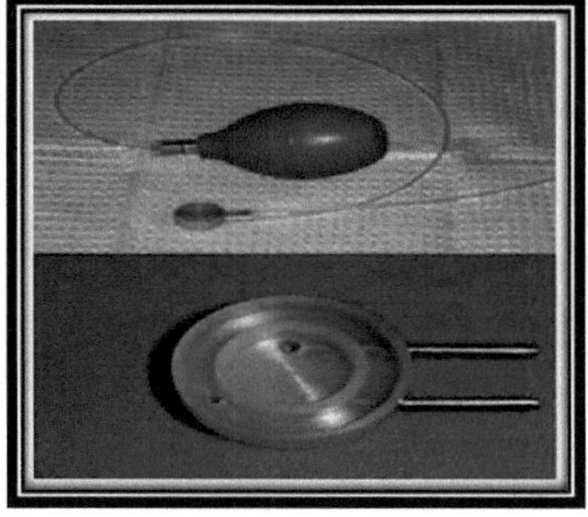

Fig6 Dispositivo de Crittenden de carbono modificado para recolha da saliva da glândula parótida[29]

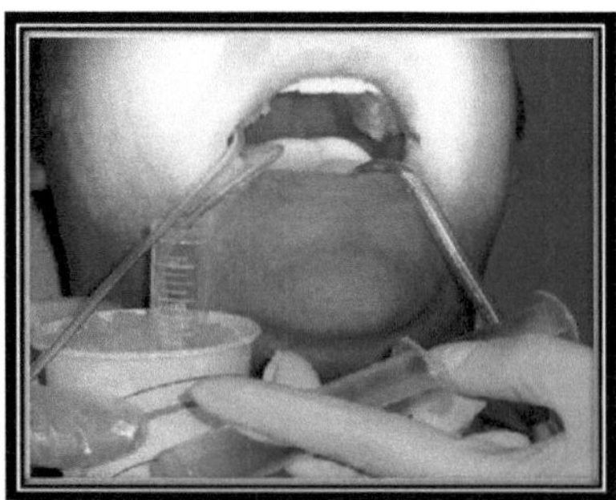

Fig7 Um coletor de saliva Wolff feito à medida para a recolha de saliva das glândulas submandibular e sublingual [29]

5. Métodos eléctricos

Para medir a resistência eléctrica da superfície da mucosa oral, foi utilizado um instrumento universal de resistência, UNIGOR A 43 (Goerz), ligado para a medição da resistência. Para o efeito, foi construída uma sonda bipolar. Foi gerada uma corrente pulsante no instrumento, que também continha um amplificador. A área de contacto da sonda era constituída por um tubo cilíndrico de aço inoxidável, cortado perpendicularmente, com 1 mm de espessura e um diâmetro exterior de 5,5 mm. O outro pólo, em forma de círculo e com 2 mm de diâmetro, foi colocado no centro e isolado eletricamente do tubo de aço periférico. Deste modo, foi possível enviar uma corrente galvânica através da mucosa e registar a resistência eléctrica. O método pode, portanto, ser designado como método resistivo.[6]

6. Teste oral de Schirmer

Foi também um teste sialométrico não estimulado utilizando o teste de Schirmer oral (WST), tal como descrito anteriormente. Este teste é uma variação do teste ocular de Schirmer e utiliza um papel de filtro Whatman 41 calibrado (1 cm de largura, 17 cm de comprimento) num saco de polietileno. A tira é colocada no pavimento da boca e, à medida que a saliva se acumula na valécula da língua, é absorvida pelo papel de filtro. Após 5 minutos, a tira é extraída e o comprimento molhado (mm) é registado. A taxa de secreção de saliva é expressa em mm/5 min. O teste foi aplicado duas vezes ao grupo de controlo. Para efetuar o teste da saliva estimulada, ácido cítrico (4%), gota a gota, no dorso da língua. Pediu-se ao doente que engolisse a saliva e aplicou-se o teste de Schirmer tal como descrito.Os testes sialométricos foram sempre efectuados no mesmo dia, pela seguinte ordem: teste de drenagem (15 min) de acordo com os critérios europeus, seguido de 20 min de repouso; WST não estimulado (5 min) e, após outro período de repouso, WST estimulado com ácido (5 min). [7]

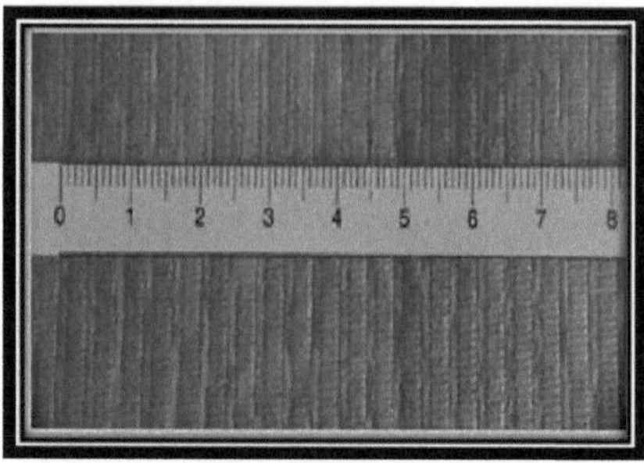

Fig8Papel de filtro utilizado para o teste oral de Schirmer

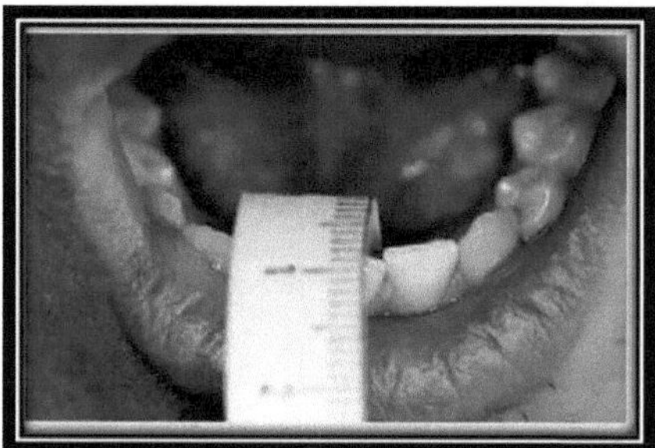

Fig9 Aplicação do WST [6]

Uma técnica de rastreio simples para estimar o fluxo salivar

7. Recolha de saliva

A saliva total em repouso foi recolhida depois de pedir ao doente para se sentar numa sala tranquila, com a cabeça ligeiramente para baixo, sem engolir, mas cuspindo a saliva acumulada para um tubo cónico de polipropileno estéril (30* 115 mm) durante 10 minutos. O volume de saliva foi estimado pesando o tubo antes e depois da recolha, assumindo que a gravidade específica da saliva é de 1,0 g/cm3. Preparação do papel de filtro - O papel de filtro foi deixado durante a noite numa sala escura e fresca e depois guardado num recipiente resistente à luz até ser utilizado. O amido solúvel e o iodeto de potássio foram dissolvidos em tampão Tris HCl 0,1 mol/L (pH 7,3). Reagente corante - O reagente corante foi preparado a partir de uma solução de peróxido de hidrogénio a 31%, álcool etílico e água destilada numa proporção de 1:7:1.

Medição do número de pontos coloridos no papel de filtro - Após a recolha da saliva em repouso, o número de pontos coloridos no papel de filtro foi medido da seguinte forma. Pediu-se aos sujeitos que abrissem a boca e levantassem a língua. A ponta do papel foi colocada no centro do pavimento da boca, na região sublingual. A parte exterior do papel era ligeiramente segurada pelo sujeito ou pelo investigador se o papel parecesse mover-se durante os 2 minutos de recolha. Após 2 minutos, o papel de filtro foi retirado e, em seguida, o reagente corante (aproximadamente 100 L) foi adicionado gota a gota às manchas no papel de filtro.[9]

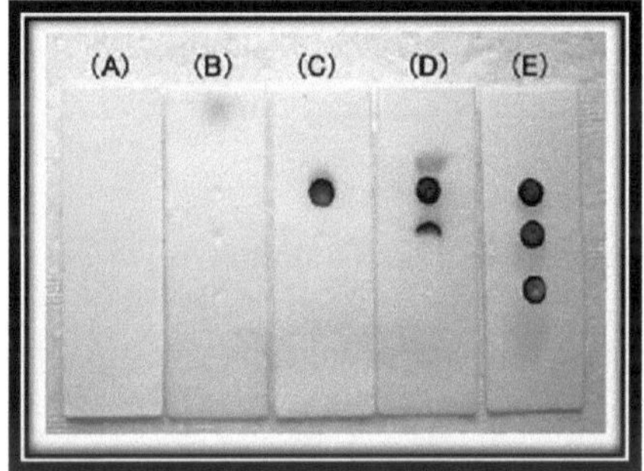

Fig10 Exemplos representativos das manchas azuis no papel de filtro após inserção durante 2 minutos nas regiões sublinguais de indivíduos saudáveis e de indivíduos com diminuição do fluxo salivar. As taxas de fluxo salivar foram medidas simultaneamente no mesmo dia. A, Papel de filtro de teste; B, Indivíduo saudável (taxa de fluxo salivar de 650 μL/min); C, Indivíduo saudável (taxa de fluxo salivar de 360 μL/min); D, saudável (taxa de fluxo salivar de 220 μL/min); E, Indivíduo com queixa de diminuição do fluxo salivar (taxa de fluxo salivar de 70 μL/min).[9]

8. Questionário

Foi enviado um questionário aos doentes do grupo selecionado aleatoriamente. O questionário incluía questões relacionadas com o ano de nascimento, género, doenças diagnosticadas, medicação e consumo de tabaco/chapéu. Foram também colocadas questões relacionadas com queixas orais , tais como lesões orais. A pergunta "A sua boca costuma estar seca" foi utilizada como um indicador de secura oral subjectiva. Uma resposta positiva a esta pergunta conduziu a outras perguntas sobre o tempo e a duração da secura da boca. A utilização de remédios, as dificuldades de mastigação e de deglutição devido à secura da boca e a perceção da saúde geral e oral também foram exploradas. Foram enviados três lembretes com intervalos de três semanas. O questionário incluía ainda uma pergunta relativa à participação num exame clínico complementar e à determinação do caudal salivar.[11]

9. Determinação do caudal salivar (sialometria)

Em conjunto com o exame oral, foi pedido aos participantes de ambos os grupos que doassem saliva inteira não estimulada e estimulada. As pessoas do grupo selecionado aleatoriamente foram instruídas para se absterem de fumar (incluindo tabaco sem combustão), comer, beber ou qualquer prática de higiene oral durante 2 horas antes dos procedimentos de recolha de saliva (Ericsson e Hardwick, 1978). Uma vez que o grupo de doentes foi convidado a participar no presente estudo quando se encontrava na clínica, foi a hora em que comeu, bebeu, fumou e praticou a higiene oral antes da visita. Tanto a saliva total em repouso como a saliva total estimulada foram recolhidas para um tubo de ensaio graduado[11].

10. Escala clínica de secura oral (CODS) com taxas de fluxo salivar, inventário de xerostomia (XI) e índice de incómodo (BI)

Escores clínicos de secura oral O CODS utilizado no presente estudo consistiu numa escala de 10 pontos; cada ponto representa uma caraterística de secura na boca, como se segue: (1) O espelho adere à mucosa bucal. (2) O espelho adere à língua. (3) Língua lobulada/fissurada. (4) A língua apresenta perda de papilas. (5) Saliva espumosa.

(6) Ausência de acumulação de saliva no pavimento da boca. (7) Aspeto vítreo de outras mucosas orais, especialmente do palato. (8) Detritos no palato (exceto detritos sob dentaduras).

(9) Arquitetura gengival alterada/suave. (10) Cárie cervical ativa ou recentemente restaurada (últimos 6 meses) (> 2 dentes) As pontuações das dez caraterísticas foram somadas, resultando num CODS total. Uma pontuação total elevada indica um aumento da secura oral grave[12].

11. Sialometria

A saliva total não estimulada (UWS), a saliva total estimulada pela mastigação (CH-SWS) e a saliva estimulada pelo ácido cítrico (A-SWS) foram recolhidas de forma padronizada. Os pacientes foram instruídos a abster-se de comer, beber, mascar pastilha elástica, escovar os dentes, usar elixir bucal e fumar durante 60 minutos antes da visita à clínica. Todas as avaliações foram efectuadas entre as 8:00 e as 12:00 horas para minimizar as flutuações associadas ao ritmo circadiano da secreção salivar. No momento da visita, cada paciente foi colocado numa sala silenciosa e foi-lhe pedido que se sentasse numa posição vertical. A saliva não estimulada foi recolhida pelo método de drenagem num recipiente de plástico previamente pesado. Os doentes foram instruídos para começarem a recolher a saliva imediatamente após uma primeira deglutição e para expectorarem para o recipiente assim que recolhessem a saliva. Durante o período de recolha (5 minutos), os doentes não podiam engolir. Para recolher a SWS, foi pedido aos doentes que mastigassem uma folha de parafina de 5× 5 cm a uma frequência de mastigação de aproximadamente 60 mastigações por minuto e que expectorassem para um recipiente previamente pesado a cada 30 s durante um período de 5 min. Para a A-SWS, a secreção de saliva foi estimulada com uma solução de ácido cítrico (2% p/v) aplicada com um cotonete de algodão nos bordos laterais da língua em intervalos de 30 segundos. Após o período de recolha, os recipientes de plástico foram novamente pesados e o volume recolhido foi determinado subtraindo o peso do recipiente antes da recolha. O fluxo salivar foi calculado dividindo-se o volume coletado (assumindo que 1 g de saliva equivale a 1 mL) pelo tempo de coleta (min) e os valores foram expressos em mL/min.[12]

12. Um dispositivo de controlo da humidade

A extensão da humidade oral foi medida utilizando um dispositivo de verificação da humidade oral (Mucus®; número de série 401398 Life Co., Ltd., Saitama, Japão; Figura 1). Este dispositivo mede a capacidade eletrostática com base na impedância gerada pela ligação de ondas de alta frequência fornecidas por uma bateria de 5 V a eléctrodos mais e menos em forma de pente representados na superfície de um sensor de 7,2 mm2 em 2 s. Para além do teor de água da superfície da mucosa oral, a capacidade eletrostática reflecte o teor de água intramucosa a uma profundidade de cerca de 50 µm. O Mucus® recebeu uma aprovação de fabrico e comercialização como analisador da composição corporal (número de aprovação: 22200BZX00640000), pela Agência de Dispositivos Farmacêuticos e Médicos do Japão. Os valores de sensibilidade e especificidade são próximos de 80%. Os valores de humidade oral variam entre 0 e 99,9, e os valores ≥29,6, 28,0-29,5 e

≤27,9 são definidos como normal, boca seca limítrofe e boca seca, respetivamente (Fukushima et al., 2017). A humidade oral foi medida no centro da mucosa lingual a cerca de 10 mm da ponta da língua (Figura 2). Foi aplicada uma capa de polietileno descartável no sensor, que foi aplicado manualmente no local de medição a uma pressão de aproximadamente 200 g, conforme praticado previamente com um manómetro. As medições foram efectuadas em triplicado, tendo sido utilizados os valores medianos.[13]

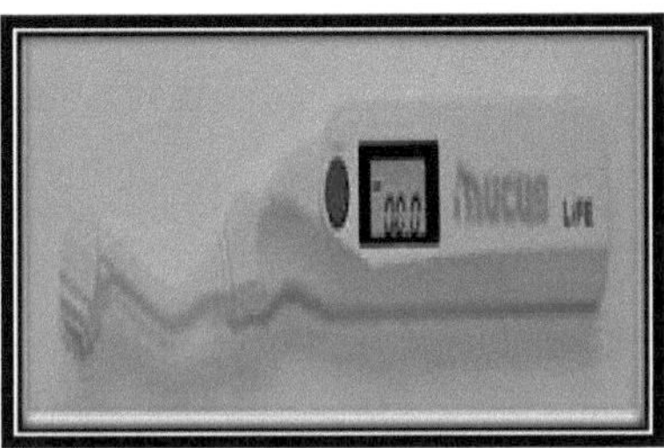

Fig11 Dispositivo de controlo da humidade oral [13]

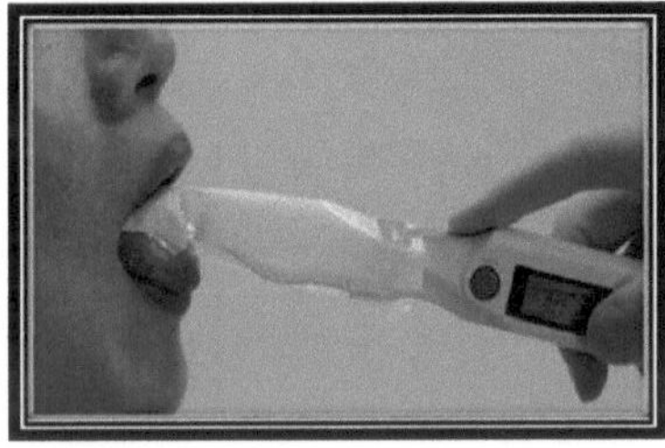

Fig12 Medição do grau de humidade oral com a tampa do sensor [13]

13. Inventário Regional de Secura Oral

O questionário RODI contém nove ilustrações esquemáticas de diferentes locais da cavidade oral. Foi utilizada uma versão ligeiramente modificada com oito regiões, excluindo a garganta. Quatro ilustrações representam zonas do maxilar superior: o lábio superior, a parte posterior do palato (desde as rugas até à extremidade do palato mole), a parte anterior do palato (incluindo as rugas) e a parte interior das bochechas. As outras quatro ilustrações representam áreas do maxilar inferior: o lábio inferior, a parte anterior da língua (da ponta da língua até à papila palatina), a parte posterior da língua (da papila palatina até ao fim da língua) e o pavimento da boca. Em cada local, o doente utiliza uma escala Likert de 5 pontos que varia entre 1= "Sem secura" e 5= "secura grave" para indicar a gravidade da secura oral que percepciona.[15]

14. Inventário de Xerostomia

XI foi utilizado para medir a secura oral subjectiva numa escala numérica. Este questionário contém 11 itens, cada um numa escala de 5 pontos. As pontuações são somadas, variando de 11 (sem boca seca) a 55 (boca extremamente seca). Alguns itens referem-se diretamente aos sintomas relacionados com a xerostomia e outros referem-se a estratégias de sobrevivência, bem como a limitações funcionais. Item 1. Bebo líquidos para ajudar a engolir os alimentos. 2. A minha boca fica seca quando como uma refeição. 3. Levanto-me à noite para beber. 4. A minha boca está seca. 5. Tenho dificuldade em comer alimentos secos. 6. Chupo rebuçados ou rebuçados para a tosse para aliviar a boca seca. 7. Tenho dificuldade em engolir certos alimentos. 8. A pele do meu rosto está seca. 9. Os meus olhos estão secos. 10. Os meus lábios estão secos. 11. O interior do meu nariz está seco. 12]

15. Recolha de saliva

Todos os participantes receberam instruções escritas e educação relativamente à recolha de saliva. Os sujeitos foram impedidos de ingerir álcool na noite anterior à colheita e de comer ou beber, exceto água, durante 90 minutos antes de cada colheita. As amostras salivares foram recolhidas em condições de repouso e tranquilidade. A temperatura ambiente foi gerida pelo sistema de aquecimento central, com cerca de 24°C a 25°C. Os sujeitos foram instruídos para se sentarem confortavelmente e descansarem durante 2 minutos. Antes da recolha, lavaram a boca com água e esvaziaram-na com uma primeira deglutição. As amostras de saliva não estimuladas foram recolhidas durante 5 minutos pelo método do cuspo em tubos graduados. De seguida, as glândulas salivares foram estimuladas através da mastigação de uma pastilha de parafina. Após uma deglutição, a saliva estimulada foi também recolhida durante 5 minutos. As amostras foram recolhidas duas vezes por dia, por volta das 12:00 e das 17:00 . Foram recolhidas quatro amostras salivares para cada participante; saliva não estimulada e saliva estimulada às 12:00 e às 17:00 horas. Os caudais salivares foram medidos logo após a recolha através da leitura das escalas nos tubos. Para amostras salivares muito espumosas, as bolhas superiores foram excluídas da medição e apenas o fluido abaixo foi medido a partir da escala do tubo graduado.[17]

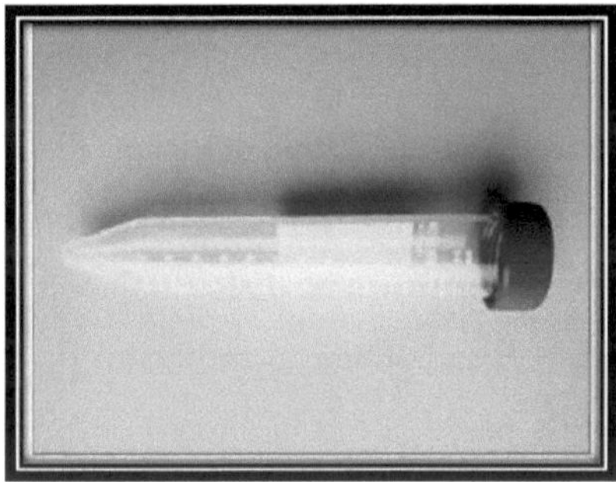

Fig13 Tubo para medição do caudal salivar [17]

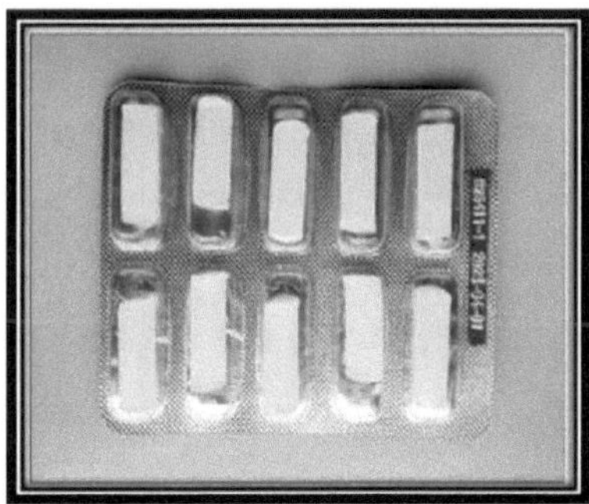

Fig14 Pastilhas de parafina para estimular a saliva [17]

16. Método cintigráfico

Os doentes foram posicionados em posição supina com o pescoço ligeiramente estendido antes da injeção intravenosa do marcador. Utilizou-se uma câmara de cintilação Siemens Digitrac 3700 Orbiter com um colimador de orifício de baixa energia (140 keV) e alta resolução. Cada doente foi lentamente injetado por via intravenosa na fossa antecubital com aproximadamente 259 MBq de pertecnetato de sódio "Tc". A câmara e o computador online começaram imediatamente a registar imagens de 60 s/quadro e foi feita uma exposição de 2 em 2 minutos. Quarenta minutos após a injeção, foram colocados 0,5 cc de ácido cítrico a 2% através de uma seringa na superfície dorsal da língua para estimulação salivar e o estudo continuou durante mais 14 minutos. Os estudos completos duraram 54 minutos e consistiram em 27 exposições separadas.

Os 33 scintiscans do grupo normal foram revistos. Foram examinados quatro aspectos vitais da secreção salivar representados por parâmetros que são facilmente visualizados nos scintiscans. Estes parâmetros são: 1) a captação inicial do radionuclídeo, registada como o momento do primeiro aparecimento do traçador numa glândula parótida e o momento do primeiro aparecimento do traçador numa glândula submandibular; 2) o aparecimento de radionuclídeos não estimulados na cavidade oral, registada como o momento em que os rastos de secreção não estimulada de marcador dos quatro canais principais coalescem ou "fazem ponte" na terceira linha da cavidade oral, 3) concentração do marcador nas glândulas, definida pela densidade da glândula salivar em concentração máxima vs. 4) resposta à estimulação, determinada pela presença de uma resposta estipulada, quer como um aumento notável do marcador na cavidade oral, quer como uma diminuição do marcador nas glândulas após estimulação com ácido cítrico.

PREVENÇÃO

❖ Avanços em Radioterapia

○ Em contraste com a radioterapia tradicional (RT), a radioterapia de intensidade modulada (IMRT) pode modificar a irradiação (IR) de acordo com o contorno da região alvo. Maximiza a dose de IR para os tumores, minimizando a dose que representa um risco. A utilização de tecidos e órgãos normais aumenta o impacto terapêutico. Estudos indicam que a IMRT é mais eficaz do que a RT convencional na preservação ou restauração da função das glândulas salivares. Ge et al. verificaram que os indivíduos que receberam IMRT melhoraram significativamente a saúde e a função cognitiva em comparação com os que receberam RT convencional. A terapia de arco modulado volumétrico (VMAT) é uma estratégia de tratamento promissora que aumenta o número de feixes, melhora a eficiência e diminui a incerteza do equipamento. Em comparação com a IMRT, a VMAT tem vantagens como a preservação da dose, a melhoria da uniformidade, a redução da gama de IR e a ajuda no alívio da disfagia aguda[30].

❖ Antioxidantes

○ A manutenção de uma concentração normal de cálcio nas células acinares estimula a produção salivar. No entanto, a presença de espécies reactivas de oxigénio (ROS) perturba o transporte intracelular de cálcio. As experiências indicam que, após a IR, a quantidade inicial de ROS nas células das glândulas salivares aumenta. Os agentes protectores radioactivos podem eliminar os radicais livres e reduzir o stress oxidativo.

○ O EMPOL é um análogo da superóxido dismutase (SOD). Em modelos de ratos, foi relatado que o TEMPOL protege contra a lesão da glândula salivar induzida por IR. O ácido alfa-lipóico, um composto natural com fortes efeitos antioxidantes, pode quelar iões metálicos, inibir a formação de radicais livres de oxigénio e regenerar muitos antioxidantes. As células SG podem ser protegidas através da preservação dos sinais induzidos pela inervação parassimpática e da libertação de sinais de regeneração que promovem a proliferação das células .

o A eritropoietina, uma hormona glicoproteica endógena, aumenta quando a IR danifica os microvasos das glândulas salivares, a isquemia e a hipoxia. Foi demonstrado que a eritropoietina humana recombinante equilibra os níveis de SOD e ROS. A amifostina é um protetor celular de largo espetro e o único medicamento aprovado pela Food and Drug Administration dos EUA com um efeito protetor radiológico[31].

❖ **Toxina Botulínica**

o A BoNT previne a xerostomia ao inibir as SNARE que libertam acetilcolina na junção neuro-glandular e os receptores de exocitose dos grânulos das células acinares. Por conseguinte, as células acinares podem libertar menos grânulos devido à atrofia temporária das glândulas salivares. Isto pode reduzir significativamente a sensibilidade das células acinares à IR, protegendo as glândulas salivares[32].

❖ **Transferência da glândula submandibular**

o Estudos recentes demonstraram que a transferência da glândula submandibular para o espaço submental pode efetivamente reduzir os danos causados pela IR às GS e prevenir a xerostomia. Seikaly et al. relataram que a transferência da glândula submandibular foi melhor do que a pilocarpina oral na prevenção da xerostomia, levando a uma melhor qualidade de vida[33].

❖ **Factores de crescimento**

○ Embora o mecanismo de recuperação da xerostomia ainda não esteja claro, é de salientar que, para além da recuperação vascular e nervosa, os mecanismos de regulação molecular relacionados têm sido amplamente discutidos. Pensa-se que vias como a Wnt/β-catenina, Hedgehog, PDGF-FGF, Chrml/HB-EGF e laminina/integrina desempenham papéis importantes na recuperação da xerostomia. e A via PDGF-FGF explica o possível mecanismo de interação entre as células epiteliais e as células estaminais mesenquimais derivadas da crista neural. e A via Wnt/ β-catenina desempenha um papel fundamental na formação da morfologia ramificada. Observou-se que a ativação transitória da via Wnt/ β-catenina reduziu a lesão do SG causada pela RT, o que pode estar relacionado com o seu papel na inibição da apoptose e na preservação das glândulas salivares funcionais células[34][42].

TRATAMENTO

❖ Substitutos da saliva

Os substitutos de saliva são uma das medidas mais eficazes para aliviar a xerostomia causada pela RT e têm efeitos antibacterianos e preventivos na desmineralização dentária. No entanto, só podem ser retidos durante um curto período de tempo na cavidade oral e podem desencadear reacções alérgicas nos doentes. Um substituto comestível da saliva, como a geleia hidratante oral, destaca-se por conter agentes tamponantes, ter um pH neutro e poder melhorar a capacidade de deglutição dos doentes, para além de aliviar a xerostomia, resolvendo a preocupação de os substitutos da saliva disponíveis no mercado não serem recomendados devido à utilização de conservantes. Além disso, as soluções de ácido hialurónico em determinadas concentrações são semelhantes à saliva em termos de viscosidade, módulo de elasticidade e estrutura da rede. Apresentam efeitos antibacterianos e antioxidantes, o que as torna potenciais candidatas a substitutos da saliva[35].

❖ Agentes farmacológicos da salivação

A pilocarpina é um alcaloide à base de imidazol e, como agonista típico dos receptores muscarínicos M3, pode atuar nas glândulas salivares para aumentar a taxa de fluxo de saliva. Pode também promover a suplementação de adenócitos, o que pode dever-se à promoção da atividade das células SOX2+. Estão a ser realizadas investigações para desenvolver métodos de administração orientados para minimizar os efeitos secundários dos medicamentos. Malallah et al. acreditam que os comprimidos bucais de desintegração rápida contendo pilocarpina podem ser rapidamente dissolvidos ou decompostos por via oral. Trata-se de um método que pode estimular as GS e atenuar o efeito de não-alvo do fármaco, mas faltam evidências que comprovem a sua utilização na clínica.[36]

❖ Acupunctura e estimulação eléctrica

A acupunctura, que utiliza agulhas de metal sólido extremamente finas inseridas numa área subcutânea adequada, é um tratamento de baixo risco que tem sido relatado como estimulante da secreção salivar. No entanto, existem duas explicações possíveis. Em primeiro lugar, a acupunctura estimula o sistema nervoso a produzir neuropeptídeos que têm efeitos nutricionais e anti-inflamatórios nas glândulas salivares. Em segundo lugar, a acupunctura tem um efeito direto no fluxo sanguíneo das glândulas salivares. No entanto, a maioria dos estudos sobre acupunctura apresenta uma heterogeneidade significativa e uma baixa comparabilidade[37].

❖ Oxigenoterapia hiperbárica

A oxigenoterapia hiperbárica (OTH) pode afetar as respostas das citocinas, a angiogénese local e mobilizar células estaminais, o que sugere o seu potencial no tratamento da disfunção das glândulas salivares. Foi demonstrado que a OTH melhora a xerostomia, o sentido do paladar e a capacidade de deglutição dos doentes. No entanto, a maioria destes estudos não tem um tamanho de amostra suficiente e grupos de controlo adequados. A eficácia do tratamento é controversa devido a factores como o efeito placebo e a adaptação do doente à xerostomia. O momento ideal para o início da OTH após a RT e o número de tratamentos necessitam ainda de mais investigação. Além disso, a OTH não foi amplamente aceite pelos doentes devido ao seu custo proibitivo e à incapacidade de restaurar totalmente a função das glândulas salivares[38].

❖ Terapia genética

Após a RT, a ausência de uma grande quantidade de fluido primário e danos nas células acinares resultam na inibição da reabsorção de iões da saliva primária pelos ductos SG, o que pode levar a um gradiente osmótico entre o epitélio ductal e o fluido nos ductos. Neste caso, pode ser construído um canal de água conveniente nas células epiteliais dos ductos através da transferência do cDNA da aquaporina-1 humana (hAQP1) para auxiliar a secreção de fluidos e aliviar a xerostomia. Existem duas formas principais de transferir hAQP1 para SGs em modelos animais: vectores virais e vectores não virais. Os vectores virais têm uma eficiência mais elevada do que os vectores não virais, mas são mais susceptíveis de desencadear uma rejeição imunitária nos hospedeiros do que os vectores não virais.

O vetor adenoviral é um dos vectores mais utilizados na terapia genética, com elevada eficiência de transdução. Este vetor tem sido utilizado com êxito em ensaios clínicos. Devido à rejeição imunitária nos hospedeiros, um vetor adenoviral recombinante do serótipo 5 que codifica hAQP1, AdhAQP1, só pode proporcionar um resultado terapêutico eficaz durante um curto período de tempo em experiências com animais. No entanto, um ensaio de fase I mostrou que a xerostomia foi aliviada em 5 dos 11 indivíduos durante 2-3 anos, e a taxa de fluxo da parótida permaneceu significativamente elevada 3-4,7 anos após o tratamento. pode estar relacionada com a falta de metilação do promotor do citomegalovírus humano nas células epiteliais das glândulas salivares humanas.[39]

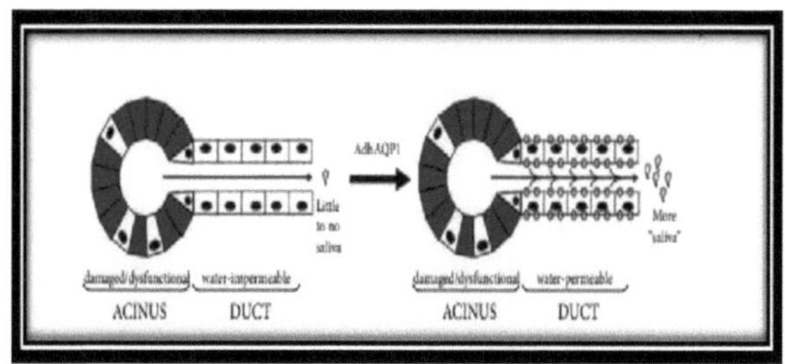

Fig15 Diagrama esquemático do mecanismo de melhoria da função das GS após a expressão de hAQP1. SGs danificadas à esquerda e SGs mediadas por aquaporina à direita. As células acinares a cinzento mostram que estão danificadas ou disfuncionais por RT. As células epiteliais ductais com danos mínimos por RT e as células acinares sobreviventes são brancas com núcleos pretos. O pequeno círculo na célula do epitélio ductal representa uma expressão de hAQP1. Após a construção bem sucedida de hAQP1, mais fluido pode ser segregado das células epiteliais do ducto e, assim, mais "saliva" pode ser segregada para a boca. No entanto, a "saliva" aqui é diferente da saliva segregada pelas células acinares em termos de componentes concretos [39].

❖ **Células estaminais**

Pensa-se que as células estaminais desempenham um papel vital na formação do SG e na recuperação de danos. A maioria dos métodos de tratamento existentes envolve a melhoria temporária da xerostomia. No entanto, a aplicação de células estaminais no seu tratamento oferece a possibilidade de recuperação a longo prazo do tecido das glândulas salivares e da função secretora. As células estaminais das glândulas salivares podem ser colhidas antecipadamente e implantadas após a RT. A colheita de células estaminais depende frequentemente da expressão dos seus marcadores. De acordo com a literatura conhecida, o c-kit (CD117) é o marcador mais estudado, mas o CD49F, o CD29, o CD24 e o CD133 também têm potencial como marcadores e devem ser utilizados em combinação para melhorar a exatidão. O potencial das células das glândulas salivares para ajudar na sua recuperação após a RT foi confirmado através do isolamento da população de células c-Kit, da produção de uma salisfera in vitro e do seu transplante. O transplante da salisfera não só pode substituir as células proliferativas perdidas das glândulas salivares após a RT, como também pode beneficiar as células endógenas dos doentes. Além disso, os organóides das glândulas salivares podem ser produzidos utilizando matrizes extracelulares 3D, o que pode tornar a diferenciação celular semelhante à das glândulas salivares para obter uma melhor estrutura 3D. Para aplicações clínicas, os organoides de glândulas salivares foram fabricados com nanopartículas magnéticas biocompatíveis [40][43].

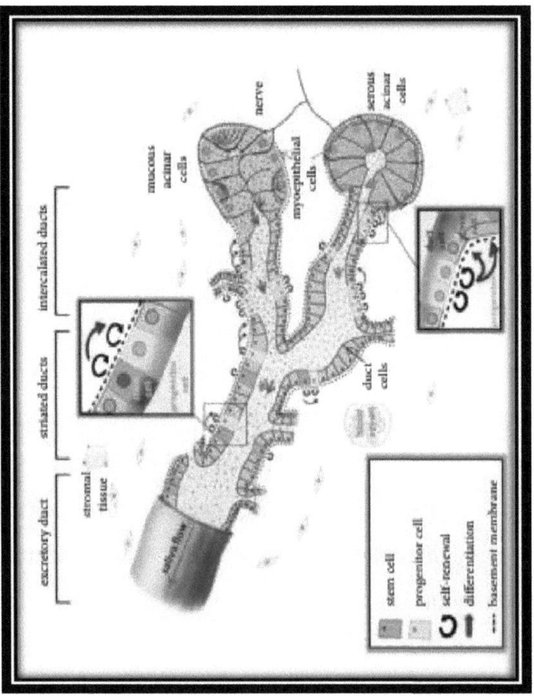

Fig16 diagrama esquemático que mostra a localização, proliferação e diferenciação das células estaminais e progenitoras nas glândulas salivares[41].

DISCUSSÃO

Existem duas categorias principais de estudos sobre a exatidão dos testes:

(1) A conceção de porta única inclui participantes com estados de doença desconhecidos e compara os resultados dos testes de índice com um padrão de referência. Confirmar o diagnóstico. Esta conceção era típica da aplicação prática do teste.

(2) A abordagem de duas portas compara os resultados dos testes de índice em doentes com um diagnóstico confirmado da doença-alvo com controlos saudáveis ou controlos com um diagnóstico diferente. A conceção tem falhas inerentes que podem conduzir a parcialidade. A incorporação de controlos saudáveis pode sobrestimar a especificidade e incluir seletivamente casos com maior gravidade. A doença avançada poderia levar a uma sobrestimação da sensibilidade.[19] Os estudos de duas portas podem ser valiosos nas fases iniciais da criação de testes.

Depois de analisar muitos testes para diagnosticar a secura da boca, ficou claro que apenas alguns tinham sido validados quanto à exatidão do diagnóstico. Sun-Kyung Lee et al indicaram que humidade da mucosa oral estava associada à taxa de fluxo de saliva total não estimulada. A função das glândulas salivares menores foi menos afetada e relativamente bem preservada nos doentes com boca seca. O aumento da concentração proteica da saliva residual na hipossalivação parece ser o resultado da diminuição do volume salivar. [4] Andy Wolff et al sugeriram que segurar um rebuçado de açúcar na boca para medir a taxa da sua dissolução fornece uma boa indicação da função das glândulas salivares e pode ser utilizado como um método simples e objetivo para diagnosticar a SGH. A inserção do rebuçado na boca actua como um estímulo, e a CWL subsequente foi melhor correlacionada com as taxas de fluxo salivar estimuladas. Além disso, o teste de CWL foi realizado 20 minutos após a estimulação com ácido cítrico. [5] Pia Lopez-Jornet et al descreveram no artigo que um teste de Schirmer oral não estimulado era um bom indicador da função da glândula salivar e podia ser utilizado como um teste simples e objetivo para diagnosticar a hipofunção da glândula salivar. Idealmente, um teste deve ter uma sensibilidade e uma especificidade elevadas. A escolha valor de corte, entre outros factores, depende das consequências relativas de demasiados falsos positivos ou demasiados falsos negativos. No caso da saliva, era desejável uma sensibilidade elevada (poucos falsos negativos), uma vez que a não deteção de hipossalivação grave poderia ter consequências devastadoras na cavidade oral. [6] Fumi Takahashi et al. examinaram tanto os dispositivos de controlo da humidade oral como os métodos de algodão modificados que eram úteis para medir a secura oral. O dispositivo de controlo da humidade oral mede a humidade do epitélio a uma profundidade de várias dezenas de micrómetros na área de um centímetro quadrado ([7]). Najat MA Farsi et al referiram que a gama de pH fisiológico aumenta à medida que o caudal aumenta e vice-versa, pelo que a manutenção de um pH da saliva entre um mínimo de 6,6 para a saliva em repouso e 7,4 para a saliva estimulada foi considerada aceitável. Os sinais de secura oral em relação à taxa de fluxo salivar, ao pH e à capacidade de tamponamento revelaram que os indivíduos com secura labial reduziam a taxa de fluxo salivar em repouso com mais frequência do que os indivíduos com lábios normais. [8] Takashi Kanehira et al relataram a aplicação de um novo sistema de ensaio para o rastreio da diminuição do fluxo salivar com base na diferença de movimento entre o iodeto de potássio e o amido na cromatografia em papel e na reação de cor do iodo-amido ao peróxido de hidrogénio.[9] Hiroto Tsuboi et al indicaram um elevado nível de concordância entre os sistemas de diagnóstico JPN e ACR, mas um baixo nível de concordância entre o AECG e os outros dois no diagnóstico de toda a síndrome de Sjogren, da síndrome de Sjogren primária e da síndrome de Sjogren secundária.[10] Christina Diogo Löfgren et al referiram que a secura oral subjectiva era de 20% e 28,6% para o grupo selecionado aleatoriamente e para o grupo que procurou cuidados dentários, respetivamente. Não foram encontradas diferenças estatisticamente significativas entre as duas populações de estudo no que diz respeito à percentagem de secura oral subjectiva relatada e às taxas de fluxo salivar estimulado e não estimulado (P> 0,05), e também indicaram que não foi encontrada qualquer associação entre as medidas sialométricas e os relatos subjectivos de secura oral no presente estudo.[11] Derk H. Jan Jager et al exploraram o CODS em quatro subgrupos de pacientes com diferentes graus de salivação e demonstraram que o CODS estava relacionado com o fluxo salivar não estimulado e estimulado em pacientes com hipossalivação. Os resultados indicam que, em pacientes com hipossalivação, o CODS foi associado ao fluxo salivar não estimulado e estimulado e ao XI e BI. A combinação do CODS com uma medida subjectiva, como o XI ou o BI, na avaliação clínica de rotina de pacientes com queixas de boca seca em consultórios dentários ou clínicas de cirurgia maxilofacial pode ser recomendada e é fácil de executar. [12] Yosuke Fukushima et al sugeriram que o dispositivo de verificação da humidade oral fosse utilizado para medir a secura da mucosa oral e examinaram o nível de humidade oral para cada nível de gravidade da desidratação e as correlações de cada nível de gravidade da desidratação com os valores medidos. Os resultados sugeriram que a secura da mucosa oral pode ser um índice útil da gravidade da desidratação.[13]Yao-Ming Cheng et al verificaram que os resultados do teste de deglutição repetitiva de saliva (RSST), a frequência de escovagem dos dentes e a idade eram os três principais factores que influenciavam a boca seca nos residentes que viviam em instituições de cuidados prolongados. RSST < 1 resultava em sintomas de boca seca e disfagia. Para os residentes que tinham níveis de humidade oral limítrofes e suspeita de perturbação da deglutição, a boca seca correlacionou-se com a frequência da escovagem dos dentes. [14]

Z. Assy et al exploraram o questionário RODI (Regional Oral Dryness Inventory) em subgrupos específicos de grupos de pacientes com boca seca, mostrando que as regiões de secura intra-oral percebida diferiam entre os grupos. Os controlos e os doentes Low Med apresentaram as pontuações RODI mais baixas e sentiram menos secura intra-oral do que os outros grupos de doentes. O questionário RODI foi capaz de identificar diferenças entre a perceção de secura intra-oral em vários grupos de pacientes com boca seca. Os doentes com boca seca diferiam quanto às regiões que consideravam mais e menos secas. [15] Takaharu Goto et al examinaram a fiabilidade de cada teste usando os ICCs de teste-reteste. a avaliação subjectiva dos pacientes é também um fator importante no diagnóstico da boca seca. [16] Jun-Hee Shin et al examinaram a excelente fiabilidade intra-examinador para a taxa de fluxo salivar e pH e boa consistência interna para o Inventário de Xerostomia. As medições objectivas e os sintomas subjectivos não apresentaram uma associação positiva. A taxa de fluxo salivar em condições não estimuladas e estimuladas também mostrou uma associação positiva e também para o pH salivar. A taxa de fluxo salivar estimulada também apresentou uma correlação positiva com o pH salivar estimulado. [17] Z. Assy et al. tinham como objetivo explorar as possíveis associações entre a perceção da secura oral (regional) dos doentes com síndrome de Sjögren e a utilização de intervenções para a boca seca por parte dos doentes. Os doentes com síndrome de Sjögren utilizam várias intervenções para aliviar a sua secura oral. Destas intervenções, "beber água" e "humedecer os lábios" foram as mais frequentemente utilizadas. Esta observação pode indicar que a utilização destas intervenções para aliviar a secura da boca é afetada pela secura intra-oral, medida pelo questionário RODI. [18] Alguns estudos incluíram estudos que comunicaram percentagens de diagnósticos corretos. Algumas investigações utilizaram os critérios de classificação do Grupo de Estudo da Comunidade Europeia para a síndrome de Sjögren como abordagem de referência. Os critérios de classificação europeus para a síndrome de Sjögren foram criados e validados entre 1989 e 1996 e são amplamente aceites pela comunidade científica. Não é claro porque é que todos os estudos que avaliaram os testes para a síndrome de Sjögren não utilizaram o mesmo método de referência. Os críticos tinham manifestado preocupações sobre a utilização de testes subjectivos (sintomas), marcadores fisiológicos com baixa especificidade e testes objectivos não diagnósticos.[20]O Colégio Americano de Reumatologia tinha proposto novas normas de classificação. Estas investigações encontraram variações nas fontes de secreção, tanto não estimuladas como estimuladas. Os níveis de corte para a hipofunção das glândulas salivares variavam. Como foi dito Sem informações precisas sobre a linha de base, é difícil determinar se a taxa de fluxo salivar de um paciente estava abaixo dos limites normais. Quando se utiliza a sialometria para diagnosticar a disfunção salivar, não é claro se é utilizada como uma técnica de diagnóstico ou para confirmar uma doença existente. De acordo com Sreebny ([25]), os valores de corte baixos devem ser interpretados como uma "bandeira" ou "levantar a suspeita" da ocorrência de uma doença. Estes resultados podem não indicar necessariamente a presença de uma doença. Não existe uma nomenclatura universalmente aceite para a secura da boca, sendo que alguns autores a distinguem da xerostomia, que é subjectiva. A hipossalivação, ou seja, a diminuição fluxo salivar, coloca desafios à investigação, ao diagnóstico e à terapêutica. Em termos de investigação, esta questão foi destacada pela utilização de Medical Subject Headings (MeSH). A National Library of Medicine utiliza o MeSH, um vocabulário controlado do saurus, para indexar artigos no PubMed. A base de dados MeSH caracterizou a xerostomia como uma diminuição do fluxo salivar, embora a secura da boca possa ocorrer mesmo com um fluxo salivar adequado. Nederfors [26] classificou a "hipofunção das glândulas salivares" em três categorias: xerostomia (experiência subjectiva), hipossalivação (diminuição fluxo salivar) e alteração da composição da saliva. Esta classificação reconhece que a xerostomia pode existir sem hipossalivação, a hipossalivação pode ser assintomática e a alteração da composição da saliva pode ocorrer mesmo com um débito salivar normal. A taxa não foi alterada e não houve sintomas subjectivos. Estes três factores estavam interligados e podiam ter um impacto mútuo de formas únicas. Os recentes avanços nos métodos proteómicos e genómicos identificaram biomarcadores promissores para a identificação de doenças, incluindo a síndrome de Sjögren [23]. O MeSH era o vocabulário controlado da National Library of Medicine utilizado para indexar artigos para a PubMed. A base de dados MeSH define a xerostomia como uma diminuição do fluxo salivar, o que é incorreto, uma vez que pode ocorrer uma sensação de secura oral em indivíduos com um fluxo salivar normal. See L [24] propôs dividir o termo "hipofunção das glândulas salivares" em 3 entidades diferentes: xerostomia, que denota a sensação subjectiva; hipossalivação, que denota a diminuição do fluxo salivar; e alteração da composição da saliva. Esta classificação aceita que a xerostomia pode existir sem sinais de hipossalivação, que a hipossalivação pode ser uma condição sem sintomas e que pode existir uma composição alterada da saliva, mesmo que a taxa de secreção de saliva não seja afetada e sem sintomas subjectivos. Estas três entidades estavam inter-relacionadas e podiam influenciar-se mutuamente de diferentes formas. Durante a última década, os desenvolvimentos nos métodos proteómicos e genómicos levaram à identificação de biomarcadores promissores para deteção. De várias doenças, incluindo a síndroma de Sjögren [22].

RESUMO

A saliva era um biofluido não invasivo ideal para monitorizar o estado de saúde, a progressão da doença e os resultados da terapia. A tecnologia de diagnóstico da saliva pode revelar biomarcadores ligados à doença, identificando potencialmente a causa subjacente ao mau funcionamento das glândulas salivares[22]. Era importante notar que os métodos de diagnóstico tinham uma relevância limitada sem um tratamento eficaz. A secura oral pode ser difícil de curar, mas muitas técnicas, como os comprimidos estimulantes da saliva e a saliva artificial, têm sido tentadas para aliviar os sintomas. Vários estudos testaram a eficácia destas formulações. Não foram registadas provas do seu impacto na saúde dentária [23].

Atualmente, os procedimentos de diagnóstico centram-se na quantidade e substância da saliva em massa, com testes qualitativos limitados disponíveis para descrever as suas funções protectoras. Foram necessários critérios de diagnóstico e testes funcionais eficazes para identificar indivíduos que pudessem ter alterações nas actividades protectoras da sua saliva ([26]). A secura oral requer terapia para aliviar o desconforto e prevenir doenças. Embora a exatidão do diagnóstico seja crucial para avaliar a utilidade de um teste, o valor clínico reside na melhoria da saúde do doente. Ao avaliar testes ou métodos de diagnóstico, foi crucial considerar o seu valor clínico, que se refere à forma como os resultados afectam a tomada de decisões clínicas e o bem-estar do doente. Uma elevada precisão de diagnóstico nem sempre equivale a eficiência ou benefício para o doente. A investigação sobre a eficácia das intervenções de diagnóstico foi limitada, particularmente no que respeita aos novos testes. Além disso, muitas doenças carecem de critérios de referência adequados. Para melhorar o diagnóstico, o tratamento e a investigação, deve haver um consenso global sobre a terminologia da secura da boca. As actividades defensivas da saliva podem mudar, afectando potencialmente a saúde dentária. Foram necessários critérios de diagnóstico e testes funcionais eficazes para identificar as pessoas com secura oral que necessitam de terapia para aliviar o desconforto e evitar doenças.

REFERÊNCIA

1. Kleinberg I, Wolff MS, Codipilly DM. Papel da saliva na secura oral, sensação oral e mau odor oral. International dental journal. 2002 Jun;52(S5P1):236-40.

2. Bots CP, Beest AV, Brand HS. A avaliação da secura oral através da aparência fotográfica da língua. British Dental Journal. 2014 Jul 25;217(2):E3-.

3. Scully C, Felix DH. Oral medicine-update for the dental practitioner: dry mouth and disorders of salivation. British Dental Journal. 2005 Oct;199(7):423-7.

4. Lee SK, Lee SW, Chung SC, Kim YK, Kho HS. Análise da saliva residual e das secreções das glândulas salivares menores em pacientes com boca seca. Arquivos de biologia oral. 2002 Sep 1;47(9):637-41.

5. Wolff A, Herscovici D, Rosenberg M. Uma técnica simples para a determinação da hipofunção das glândulas salivares. Oral Surgery, OralMedicine, Oral Pathology, Oral Radiology, and Endodontology. 2002 Aug 1;94(2):175-8.

6. López-Jornet P, Camacho-Alonso F, Bermejo-Fenoll A. Um teste simples para a deteção de hipofunção das glândulas salivares utilizando o teste oral de Schirmer. Journal of oral pathology & medicine. 2006 Abr;35(4):244-8.

7. Takahashi F, Koji T, Morita O. Exames de secura oral: utilização de um dispositivo de verificação da humidade oral e de um método de algodão modificado. Prosthodontic research & practice. 2006;5(1):26-30.

8. Farsi NM. Sinais de secura oral em relação à taxa de fluxo salivar, pH, capacidade de tamponamento e queixas de boca seca. BMC oral health. 2007 Dec;7:1-6.

9. Kanehira T, Yamaguchi T, Takehara J, Kashiwazaki H, Abe T, Morita M, Asano K, Fujii Y, Sakamoto W. Um estudo piloto de uma técnica de rastreio simples para estimar o fluxo salivar. Oral Surgery, Oral Medicine, Oral Pathology, Oral Radiology, and Endodontology. 2009 Sep 1;108(3):389-93.

10. Tsuboi H, Hagiwara S, Asashima H, Umehara H, Kawakami A, Nakamura

H, Sano H, Tsubota K, Ogawa Y, Takamura E, Saito I. Validação de diferentes conjuntos de critérios para o diagnóstico da síndrome de Sjögren em doentes japoneses. Modern rheumatology. 2013 Mar 1;23(2):219-25.

11. Löfgren CD, Isberg PE, Christersson C. Screening for oral dryness in relation to salivary flow rate addresses the need for functional tests of saliva. Oral Health Prev Dent. 2010 Jan 1;8:243-52.

12. Jager DH, Bots CP, Forouzanfar T, Brand HS. Clinical oral dryness score: avaliação de um novo método de rastreio da secura oral. Odontology. 2018 Oct;106:439-44.

13. Fukushima Y, Sano Y, Isozaki Y, Endo M, Tomoda T, Kitamura T, Sato T, Kamijo Y, Haga Y, Yoda T. Uma avaliação clínica piloto da secura da mucosa oral em pacientes desidratados utilizando um dispositivo de controlo da humidade. Investigação dentária clínica e experimental. 2019 Apr;5(2):116-20.

14. Cheng YM, Lan SH, Hsieh YP, Lan SJ, Hsu SW. Avaliar cinco testes de diagnóstico diferentes para avaliação da boca seca em residentes geriátricos em instituições de longa duração em Taiwan. BMC oral health. 2019 Dec;19:1-2.

15. Assy Z, Bots CP, Arisoy HZ, Gülveren SS, Bikker FJ, Brand HS. Diferenças na perceção da secura intra-oral em vários pacientes com boca seca, determinadas através do Regional Oral Dryness Inventory. Investigações clínicas orais. 2021 Jun;25:4031-43.

16. Goto T, Kishimoto T, Iwawaki Y, Fujimoto K, Ishida Y, Watanabe M, Nagao K, Ichikawa T. Fiabilidade dos métodos de rastreio para diagnosticar a secura oral e avaliar a secreção de saliva. Revista de odontologia. 2020 Sep 2;8(3):102

17. Shin JH, Kim HK, Kim ME. Comparação de testes de diagnóstico objectivos e subjectivos para avaliar a secura oral em participantes saudáveis. Jornal de Medicina Oral e Dor. 2021;46(4):109-16.

18. Assy Z, Bikker FJ, Picauly O, Brand HS. A associação entre a secura oral e a utilização de intervenções de boca seca em pacientes com síndrome de Sjögren.

Investigações clínicas orais. 2022 Feb;26(2):1465-75.
19. Billings RJ. Uma perspetiva epidemiológica das taxas de fluxo salivar como indicadores de suscetibilidade a doenças orais. Critical Reviews in Oral Biology & Medicine. 1993 Abr;4(3):351-6.
20. Navazesh M, Christensen C, Brightman V. Clinical criteria for the diagnosis of salivary gland hypofunction (Critérios clínicos para o diagnóstico de hipofunção das glândulas salivares). Jornal de investigação dentária. 1992 Jul;71(7):1363-9.
21. Hu S, Wang J, Meijer J, Ieong S, Xie Y, Yu T, Zhou H, Henry S, Vissink A, Pijpe J, Kallenberg C. Salivary proteomic and genomic biomarkers for primary Sjögren's syndrome. Arthritis & Rheumatism: Official Journal of the American College of Rheumatology. 2007 Nov;56(11):3588-600.
22. Kaarela K, Mutru O. Xerostomia na síndrome de Sjögren tratada com Sali-Synt. Um ensaio cruzado em dupla ocultação. Scand J Rheumatol. 1982;11(1):39-
40. doi: 10.3109/03009748209098112
23. Hijjaw O, Alawneh M, Ojjoh K, Abuasbeh H, Alkilany A, Qasem N, Al-Essa M, AlRyalat SA. Correlação entre o índice de Xerostomia, a Escala Clínica de Secura Oral e a ESSPRI com diferentes testes de hipossalivação. Reumatologia de acesso aberto: pesquisa e revisões. 2019 Jan 4:11-8.
24. See L, Mohammadi M, Han PP, Mulligan R, Enciso R. Efficacy of saliva substitutes and stimulants in the treatment of dry mouth. Cuidados Especiais em Medicina Dentária. 2019 May;39(3):287-97.
25. Sreebny LM. Saliva na saúde e na doença: uma avaliação e atualização. International dental journal. 2000 Jun;50(3):140-61.
26. Nederfors T. Xerostomia e hipossalivação. Avanços na investigação dentária. 2000 Dec;14(1):48-56.
27. Kleinberg I, Wolff MS, Codipilly DM. Role of saliva in oral dryness, oral feel and oral malodour. International dental journal. 2002 Jun;52(S5P1):236-40.

28. Scully C, Felix DH. Oral medicine-update for the dental practitioner: dry mouth and disorders of salivation. British dental journal. 2005 Oct;199(7):423-7.
29. Navazesh M, Kumar SK. Measuring salivary flow: challenges and opportunities (Medição do fluxo salivar: desafios e oportunidades). The Journal of the American Dental Association. 2008 maio 1;139:35S-40S.
30. Veld M, Jager D, Chhangur C, Ziesemer K, Schulten E. Oral-Functioning Questionnaires in Patients with Head and Neck Cancer: A Scoping Review. Jornal de Medicina Clínica. 2023 Jun; 12, 3964.
31. Mizrachi A, Cotrim AP, Katabi N, Mitchell JB, Verheij M, Haimovitz-Friedman A. Radiation-induced microvascular injury as a mechanism of salivary gland hypofunction and potential target for radioprotectors. Radiation research. 2016 Aug 1;186(2):189-95.
32. Teymoortash A, Sommer F, Mandic R, Schulz S, Bette M, Aumüller G, Werner JA. Intraglandular application of botulinum toxin leads to structural and functional changes in rat acinar cells. British journal of pharmacology. 2007 Sep;152(1):161-7.
33. Seikaly H, Jha N, Harris JR, Barnaby P, Liu R, Williams D, McGaw T, Rieger J, Wolfaardt J, Hanson J. Long-term outcomes of submandibular gland transfer for prevention of postradiation xerostomia. Archives of Otolaryngology-Head & Neck Surgery. 2004 Aug 1;130(8):956-61.
34. Rêgo MJ, Silva Filho AF, Sobral AP, Beltrão EI. Perfil glicômico da glândula parótida humana entre a 18ª e 26ª semana de desenvolvimento fetal. Journal of Oral Science. 2016;58(3):353-60.
35. La Gatta A, D'Agostino A, Schiraldi C, Colella G, Cirillo N. Um composto à base de ácido hialurónico definido biofisicamente acelera a migração e estimula a produção de neuromoduladores derivados de queratinócitos. Cell Adhesion & Migration. 2019 Jan 1;13(1):23-32.
36. Malallah OS, Garcia CM, Proctor GB, Forbes B, Royall PG. Tecnologias de administração de medicamentos por via bucal para o tratamento centrado no

paciente da xerostomia induzida por radiação (boca seca). International Journal of Pharmaceutics. 2018 Abr 25;541(1-2):157-66.

37. Bonomo P, Stocchi G, Caini S, Desideri I, Santarlasci V, Becherini C, Limatola V, Locatello LG, Mannelli G, Spinelli G, Guido C. Acupunctura para toxicidade induzida pela radiação no carcinoma espinocelular da cabeça e pescoço: uma revisão sistemática baseada nos critérios PICO. Arquivos Europeus de Oto- Rino-Laringologia. 2022 Apr 1:1-5.

38. Cankar K, Finderle Z, Jan J. The effect of hyperbaric oxygenation on post-radiation xerostomia and saliva in patients with head and neck tumours. Caries Research. 2011 May 1;45(2):136-41.

39. Vitolo JM, Baum BJ. A utilização da transferência de genes para a proteção e reparação das glândulas salivares. Oral diseases. 2002 Jul;8(4):183-91.

40. Chansaenroj A, Yodmuang S, Ferreira JN. Tendências na engenharia de tecidos da glândula salivar: das células estaminais ao secretoma e bioimpressão de organóides. Engenharia de Tecidos Parte B: Revisões. 2021 Abr 1;27(2):155-65.

41. Pringle S, Van Os R, Coppes RP. Revisão concisa: Células estaminais adultas das glândulas salivares e uma potencial terapia para a xerostomia. Stem cells. 2013 Abr 1;31(4):613-9.

42. Bhansali M, Modak R, Lihe V. Xerostomia e abordagens de tratamento - uma visão geral. Medicina oral e radiologia. 2020;19:31-7.

43. Li Y, Li X, Pang R, Yang G, Tian M, Zhao T, Sun Y, Lee ES, Jiang HB, Han J. Diagnóstico, prevenção e tratamento da xerostomia induzida pela radioterapia: A review. Jornal de Oncologia. 2022;2022(1):7802334.

44. Thomson WM. Questões na investigação epidemiológica da boca seca. Gerodontologia. 2005 Jun;22(2):65-76.

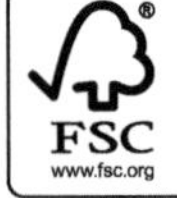

MIX
Papier aus verantwortungsvollen Quellen
Paper from responsible sources
FSC® C105338

Printed by Books on Demand GmbH, Norderstedt / Germany